QUELQUES CONSIDÉRATIONS

SUR

LA DYSPEPSIE

ESSENTIELLE CHEZ LES FUMEURS

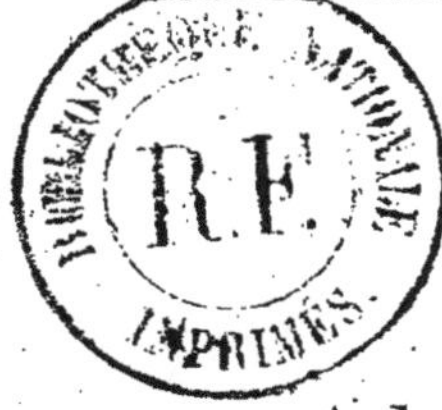

PAR

Adrien BAZOT,
Docteur en médecine de la Faculté de Paris.

PARIS
A. PARENT, IMPRIMEUR DE LA FACULTÉ DE MÉDECINE
29-31, RUE MONSIEUR-LE-PRINCE, 29-31

1877

QUELQUES CONSIDÉRATIONS

SUR LA DYSPEPSIE

ESSENTIELLE CHEZ LES FUMEURS

FACULTÉ DE MÉDECINE DE PARIS.

QUELQUES CONSIDÉRATIONS

SUR

LA DYSPEPSIE

ESSENTIELLE CHEZ LES FUMEURS

PAR

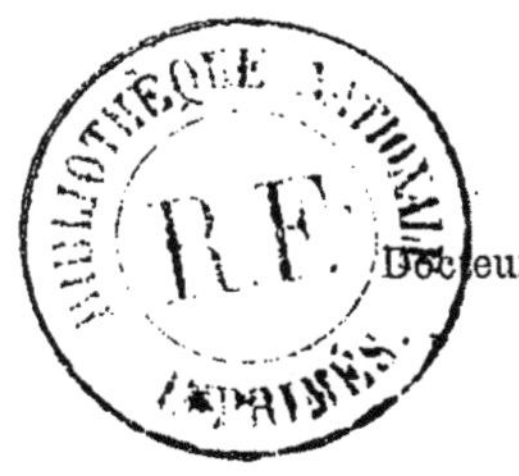

Adrien BAZOT

Docteur en Médecine de la Faculté de Paris.

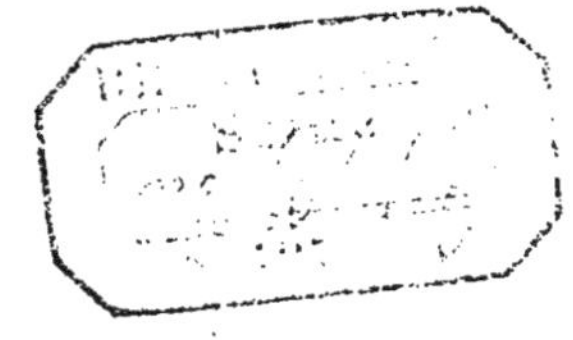

PARIS

A. PARENT, IMPRIMEUR DE LA FACULTÉ DE MÉDECINE

29-31, rue Monsieur-le-Prince, 29-31

1877

A MON EXCELLENTE MÈRE

A MON BON PÈRE

Recevez ce faible gage de reconnaissance pour tous les sacrifices que vous avez faits pour moi.

A MA SŒUR ET A MON BEAU-FRÈRE

A MON FRÈRE

Aux miens et à mes amis

A mon président de thèse

M. LE PROFESSEUR BOUCHARDAT
Membre de l'Académie de médecine, etc.

A mes maîtres dans les hôpitaux, et particulièrement

à M. DESCROIZLILES
Médecin à Sainte-Périne.

A M. CHARDON-LAGACHE
Chevalier de la Légion d'honneur.

Hommage de reconnaissance pour l'intérêt qu'il m'a porté pendant le cours de mes études

A M. SIREDEY
Médecin de l'hôpital Lariboisière,
Chevalier de la Légion d'honneur.

QUELQUES CONSIDÉRATIONS

SUR

LA DYSPEPSIE

ESSENTIELLE CHEZ LES FUMEURS

INTRODUCTION ET DIVISION DU SUJET.

L'habitude de fumer est tellement entrée dans nos mœurs aujourd'hui, nous avons déjà été si souvent témoin, chez plusieurs de nos amis et chez nous-même, des accidents auxquels elle conduit, que nous avons pensé nous livrer à un travail réellement profitable en cherchant à décrire dans notre thèse les principaux troubles dyspeptiques observés chez ceux qui font un usage quotidien et prolongé du tabac. Nous avons affaire là à une affection fréquente ; car Monneret, Potain, et presque tous les auteurs actuels attribuent beaucoup de dyspepsies à l'usage immodéré du tabac ; Reith Macdonald, d'Edimbonrg (*The Lancet*, avril 1861) prétend même que telle est la source des trois quarts de ces maladies. Mais, comme le dit Chomel au début de son si remarquable *Traité de dyspepsies*, c'est une maladie aussi rare dans les hôpitaux qu'elle est commune dans la pratique particulière, et elle n'en offre pour le médecin qu'une importance plus considérable et un intérêt plus grand.

Nous ne ferons point, à propos de la dyspepsie chez les fumeurs, l'exposé historique et critique des travaux nombreux et importants qui ont été faits sur la dyspepsie connue depuis l'origine de la médecine, et divisée à l'infini par quelques médecins raffinés, selon l'expression de Monneret. Nous ne transcrirons point les théories anciennes ni les longues descriptions symptomatiques des nombreuses variétés tour à tour admises, modifiées ou abandonnées de cette affection. Toutefois voici quelle a été notre impression à cet égard : quoique Beau, voyant dans la dyspepsie la source de toutes les maladies, ait reproché à Cullen d'avoir laissé sous silence les symptômes généraux de la dyspepsie, et à Chomel de s'être tu sur les altérations du sang et les dégénéréscences organiques produites d'après lui par la dyspepsie, il a cependant fait avancer la question en insistant sur le rapport qui existe entre les troubles digestifs et certains phénomènes morbides constatés du côté du mouvement, de la sensibilité et de l'intelligence.

Si nous envisageons ici la dyspepsie d'après une de ses causes les plus fréquentes, nous ne voulons pas pour cela ériger en principe qu'il faille oublier les formes de la maladie pour ne s'occuper que de son origine ; s'il est vrai qu'une même série de manifestations morbides peuvent être l'effet de causes différentes, il est vrai aussi que la même cause peut produire des effets différents.

Nous ne considérons donc pas le dérangement fonctionnel de l'estomac, la dyspepsie, comme une maladie spéciale aux fumeurs, mais comme présentant quelques caractères spéciaux qu'on peut rapporter à l'habitude de fumer.

Nous allons donc tâcher de préciser de notre mieux comment se développe cette dyspepsie, les symptômes particuliers qu'elle présente, afin de nous faire une idée plus nette de la thérapeutique à employer.

Nous avons limité ainsi notre sujet qui, tel qu'il est, serait encore un fardeau bien lourd pour nos faibles épaules, si nous ne savions devoir compter sur le bienveillant appui de nos juges.

PATHOGÉNIE.

Quelles sont les conditions de développement de la dyspepsie essentielle chez les fumeurs, en un mot, quelle est sa pathogénie ?

Avant d'aborder cette question, il nous a semblé opportun de tracer un résumé aussi court que possible de l'action du tabac, afin d'en mieux comprendre le mécanisme. Des trois formes sous lesquelles on emploie la plante américaine, le tabac à fumer est sans contredit la plus universellement répandue. Il agit toujours par un seul principe, la nicotine; et les symptômes qu'il produit ne diffèrent de la nicotine que par la rapidité et la violence d'action de cette dernière, dont une goutte dans l'œil d'un oiseau suffit pour le tuer. D'après les travaux d'Orfila, Cl. Bernard, Blatin, on peut dire d'une manière générale que la nicotine à faible dose excite la moëlle et les nerfs, et à haute dose, elle détruit leur excitabilité ; elle agit surtout sur la moëlle allongée et les pneumogastriques, et c'est par leur intermédiaire qu'elle exerce son influence sur les grandes fonctions, la digestion en particulier; à faible dose, elle détermine, du côté des voies digestives des nausées, des vomissements, des coliques, par excitation du bulbe ; à haute dose, ce sont des évacuations abondantes par paralysie des filets nerveux d'origine rachidienne qui président à la contraction des sphincters. Telle est l'action en apparence contradictoire de la nicotine. Mais, contrairement à ce que l'on observe pour la strychnine et la digitaline, on voit l'organisme se montrer de moins en moins sensible à l'action de ce poison terrible; aussi les vieux fumeurs paraissent-ils jouir d'une véritable immunité, ils absorbent journellement des doses de nicotine qui tueraient un novice.

D'après leur marche plus ou moins rapide, les phénomènes d'intoxication dus au tabac peuvent être divisés en empoisonnement à forme aiguë et empoisonnement à forme chronique. Ce dernier est précisément celui qui atteint les fumeurs émérites et les prédispose à une foule de maladies, entre autres, l'épithélioma des lèvres, la laryngite granuleuse, la dyspepsie, l'ulcère et le cancer de l'estomac, les palpitations, l'angine de poitrine, l'affaiblissement de la mémoire et de l'intelligeance, la folie, l'impuissance, l'amaurose et l'amblyopie, la cachexie des ouvriers employés dans les manufactures de tabac.

Presque tous les fumeurs éprouvent, du côté des voies digestives, des troubles plus ou moins marqués et dont la gravité croît en raison directe de l'usage du tabac. Le premier effet de la fumée de tabac est de provoquer une hypersécretion de salive très-abondante en dehors des repas. Les fumeurs qui crachent beaucoup perdent ainsi une partie de leur salive aux dépens des aliments qu'ils vont ingérer; ces aliments, introduits dans la bouche, n'y sont pas suffisamment imprégnés, ils se dissolvent difficilement, la mastication se fait avec peine, et la déglutition n'a lieu qu'après bien des efforts. Mais ce n'est pas encore tout; la fumée de tabac altère la composition de la salive; d'alcaline qu'elle était, elle devient acide, elle se charge de sulfocyanures de potassium et de sodium, suivant M. Béclard, et perd ainsi son pouvoir actif. Donc déperdition et altération de la salive, insalivation insuffisante, mastication et déglutition difficiles, voilà autant de conditions propres au développement de la dyspepsie.

Outre l'hypersécrétion salivaire que provoque l'influence irritante de la fumée de tabac, elle peut activer aussi les fonctions des glandes à pepsine et de la glande pancréatique; M. Cl. Bernard l'a démontré et a expliqué ainsi que des individus fument pour activer leur digestion ; pour ceux qui ne fument qu'après leur repas, il peut y avoir là un avantage, c'est vrai, s'ils ont un estomac faible, qui secrète le suc gastrique en quantité insuffisante, et encore ne faut-il point qu'ils abusent du tabac; mais chez tous les autres fumeurs, cette hypersécrétion, cette trop grande abondance du suc gastrique devient nuisible à la digestion. Pour ceux qui fument à jeun ou lors qu'ils n'ont pas mangé depuis longtemps, outre que nous trouvons déjà là une circonstance favorable à l'absorption, d'après ce que nous enseigne la physiologie, la fumée de tabac et la salive qu'ils avalent provoquent une hypersécrétion de suc gastrique, altèrent ce liquide également; elles narcotisent l'estomac après l'avoir excité, le rendent paresseux et entravent de cette sorte la digestion. L'épithélium et le mucus qui revêtent le canal digestif semblent devoir retarder l'absorption directe du poison; mais à la longue, quand vient s'y joindre l'action dépressive exercée sur le cerveau, dont l'influence sur le tube digestif est si puissante, l'estomac se livre à des contractions énergiques et irrégulières qui l'épuisent, son activité musculaire s'affaiblit, il ne peut plus concourir efficacement aux phénomènes mécaniques et chimiques de la digestion, et la dyspepsie est constituée.

Ces faits n'avaient pas échappé à Chomel : « Si, dit-il, les fumeurs, comme il arrive au plus grand nombre, rejettent en abondance la salive que le tabac fait affluer dans leur bouche, cette perte, répétée plusieurs fois le jour, d'un liquide essentiel à la digestion, ne peut qu'être nuisible à l'accomplissement de cette fonction. Si la salive est avalée en certaine proportion, mêlée au liquide narcotico-âcre et purgatif que fournit le tabac en combustion, elle porte dans les voies digestives une matière stupéfiante qui en ralentit le travail, et une matière laxative qui, surtout dans la dyspepsie intestinale, tend à entretenir la diarrhée. »

Beau s'est occupé également de ce sujet : le tabac, quand on le fume ou qu'on le mâche, dit-il, produit une secrétion assez abondante de salive qui, étant expulsée dans les crachats et perdue pour la digestion, doit gêner et troubler plus ou moins cette fonction. Aussi, plusieurs fumeurs dyspeptiques ne manquent-ils jamais de répondre aux questions qu'on leur fait à ce sujet, qu'ils ne crachent jamais en fumant et que, par conséquent, ils ne peuvent éprouver aucun effet fâcheux de cette habitude, à laquelle il leur est toujours pénible de renoncer. Mais la perte de salive occasionnée par le tabac n'est pas le seul inconvénient qui rend cette action préjudiciable à la santé. Nous savons que la vapeur et la poussière de tabac dans les manufactures produisent une altération notable de l'organisme, en affectant d'abord l'estomac et les fonctions digestives, sans qu'on puisse alors invoquer une hypersécrétion salivaire. Or, cette influence mauvaise du tabac s'exerce de la même manière, quand il est fumé ou mâché.

Quelle quantité de tabac faut-il fumer par jour, pour voir apparaître les troubles ? Sous ce rapport, on arrive aux résultats les plus divers, suivant les malades, et pour expliquer les faits observés, on a été obligé d'invoquer une susceptibilité particulière, une sorte d'idiosyncrasie, en vertu de laquelle on résiste plus ou moins bien à l'action de cette plante. D'ailleurs, comme toutes les substances toxiques ou autres, opium, alcool, etc., le tabac présente de grandes différences d'action, suivant les individus, les tempéraments, les professions, l'âge. Tandis que certains individus sont réfractaires à l'influence de la fumée de tabac, même à forte dose, d'autres, au contraire, sont très-sensibles à son action, même en petite quantité. Tel individu présentera des troubles du côté du système digestif, le plus souvent, tel autre, du côté du système nerveux, tel autre, du côté de la circulation. Voici comment s'exprimait à cet égard M. J. Guérin, dans un discours prononcé en mai 1870, à l'Association contre l'abus du tabac : « La diversité d'action du tabac est un fait commun à toutes les causes morbides ; il n'en est pas, même parmi les plus puissantes, qui agisse toujours et de la même manière, chez tous les individus. Le grand fabuliste ne l'ignorait pas, lorsque, parlant des effets divers de la peste sur les animaux, il disait :

Ils ne mouraient pas tous, mais tous étaient frappés ;

et c'est ainsi que tous les fumeurs, pour ne pas mourir tous, sont tous éprouvés à un degré quelconque et à un âge plus ou moins avancé. »

Ceux qui se livrent à l'habitude de fumer sans en être nullement affectés sont généralement des individus à tempérament pléthorique; mais, quand elle se rencontre chez des individus à tempérament bilieux ou bilioso-nerveux, c'est alors que son influence se fait sentir.

Sous le rapport de l'âge, ce sont les tous jeunes gens et les vieillards qui, quand ils fument, offrent le plus de prise au tabac.

Les individus qui se nourrissent mal, et cela surtout dans la classe pauvre, ceux qui ont une alimentation insuffisante et de mauvaise qualité, perdent peu-à-peu les principes nécessaires nécessaires à la vie, le sang et ses globules, perdent leur force de résistance, mais en même temps augmentent la force d'absorption de leur système digestif et deviennent ainsi bien plus aptes à subir les effets du poison.

L'usage des boissons spiritueuses, outre qu'il débilite l'économie, offre au tabac un excellent dissolvant et en favorise ici encore l'absorption. Qui dit fumeur, dit buveur; le fumeur et le buveur d'alcool ou d'absinthe se confondent si souvent dans le même individu, qu'on pourrait peut-être accuser aussi bien l'alcool que le tabac d'amener la dyspepsie. Mais si l'on y réfléchit, on voit qu'aujourd'hui, c'est, en général, le tabac qui est le premier en cause, il dessèche la bouche et porte bientôt celui qui en fait usage à boire et à ingérer une quantité de liquides d'autant plus grande que l'excitation aura été plus prolongée.

Par rapport aux professions, les uns sont obligés, par leurs travaux, à prendre leurs repas fort tard et à des heures irrégulières, et ils fument, pour tromper leur faim, comme ils disent; les autres ont des professions sédentaires, ce sont des hommes de cabinet; ou bien ils exercent leur métier dans une athmosphère chargée presque continuellement de tabac. « Personne ne pensera, disait M. Jolly à l'Académie, en février 1865, qu'une athmosphère plus ou moins chargée de vapeurs de tabac, comme celle que l'on respire dans les estaminets, dans les fumoirs privés, dans les lieux concentrés ou même dans les compartiments spéciaux de chemins de fer puisse être indifférent à la santé. » Pour prouver le contraire, il suffirait de savoir que la fumée de tabac tient elle-même en suspension une certaine quantité de nicotine, qu'un habile chimiste, M. Melsens, a su mettre à nu dans des proportions nécessairement variables, suivant le volume de gaz analysé et la provenance du tabac mis en usage, et qu'il évalue en moyenne à sept dixièmes pour cent. Elle contient en outre une quantité d'ammoniaque à peu près égale, d'après le docteur G. Lebon (1872).

Le séjour au milieu d'un air vicié par la fumée de tabac comme à la ville est donc pernicieux, tandis que cette influence doit être moins active, quand l'habitude de fumer est exercée en plein air; il y a des fumeurs à la campagne comme à la ville, et nous savons, par la longue expérience de notre père, qui exerce depuis une trentaine d'année dans un endroit où les paysans ne se font pas faute de fumer, qu'il y a rarement rencontré de fumeurs dyspeptiques.

Il est des gens chez lesquels l'habitude du tabac est tellement invétérée, qu'on les voit fumer dans la chambre même où ils couchent et s'y endormir sans avoir soin d'y renouveler l'air; bien plus, ils fument dans leur lit, et cela, pour chasser l'insomnie qu'ils doivent dejà au tabac.

Il n'est pas jusqu'au tabac lui-même et au mode suivant lequel on le fume, dont la funeste influence pour l'estomac ne soit à noter. Les tabacs de nos pays contiennent, on le sait, bien plus de nicotine que les tabacs d'Orient ou de l'Amérique du Sud, et il n'est point indifférent que les voies digestives se trouvent en contact avec une quantité plus ou moins grande de nicotine.

L'usage de la pipe paraît favoriser singulièrement l'absorption du principe actif. Pour le docteur Masselon, la pipe, fortement encrassée et bien bourrée de tabac, représente assez exactement par sa forme et par la manière dont elle fonctionne une cornue, un appareil de distillation, dans lequel la plus grande partie des produits émanant du tabac qui brûle lentement vont se rendre dans la bouche du fumeur. Il y a là une sorte de décomposition en vase clos où la chaleur, développée par le tabac qui brûle, agit sur le tabac non encore en ignition, pour en séparer avec le moins de perte possible les produits nuisibles. Et, comme d'ordinaire, le vrai fumeur de pipe crache peu, il entraîne dans son estomac une notable quantité de nicotine ; mais la forme de la pipe peut aussi diminuer cette quantité dans une certaine proportion.

Le cigare, qui semble produire une combustion plus complète et détruire en grande partie le principe actif du tabac, a cependant un double inconvénient ; c'est de mettre les fumeurs dans le cas de mâcher et de déglutir les sucs du tabac, en même temps que d'en avaler et d'en aspirer la fumée ; il se produit aussi chez ces fumeurs des effets généraux d'absorption, puis de la dypsepsie. D'une autre part, l'usage excessif du cigare et de la pipe noircit les dents et peut même les faire perdre ; alors, si les dents, destinées à diviser et à broyer les aliments et par suite à en faciliter la digestion, viennent à être altérées ou détruites, elles ne peuvent plus concourir utilement à l'accomplissement de cette fonction importante. Dans la classe ouvrière, où les soins hygiéniques de la bouche sont trop souvent négligés, dit le docteur Stugocki, dans sa thèse inaugurale, le tartre accumulé autour de la couronne, se mêlant à la salive imprégnée de tabac, hâte la désorganisation et devient une cause permanente de maladie. Que d'individus jeunes encore et que l'abus de la pipe a privés de ces instruments qui jouent un rôle si considérable et dont on ne reconnaît souvent l'utilité que lorsqu'on les a perdus !

Ceux qui fument la cigarette ont généralement la mauvaise habitude de ne rejeter la fumée que quelque temps après l'avoir aspirée ; souvent même c'est par les voies nasales qu'ils font sortir cette fumée.

La sensation, paraît-il, est plus vive, plus agréable ; à tel point que la pipe ou le cigare n'ont pour eux aucun attrait, parce qu'ils ne peuvent pas en avaler la fumée à cause de son âcreté plus grande. Ils cherchent ainsi à ce que l'impression ne s'arrête pas à leur palais, souvent déjà blasé, mais soit repercutée aussi loin que possible. La fumée de tabac se partage alors dans la bouche en deux colonnes ; l'une pénètre dans les voies respiratoires, l'autre dans l'estomac, et vient se mettre en contact avec la muqueuse de cet organe ; que passe-t-il ensuite ? Il y a surexcitation des nerfs pneumogastriques, et cela se traduit du côté de l'appareil digestif par des contractions plus énergiques des portions musculeuses de l'estomac surtout, et aussi par l'hypersécrétion de la muqueuse des mêmes voies. A mesure que l'organisme s'habitue à l'usage du tabac, ces nerfs deviennent plus réfractaires à son action, les contractions stomacales deviennent aussi moindres et finissent bientôt par disparaître. La sécrétion peut diminuer aussi un peu, à mesure que l'action du tabac paraît mieux supportée, mais elle conserve presque toujours son caractère d'exagération. En somme, le résultat est toujours le même, c'est la perturbation des fonctions digestives, amenant progressivement la dyspepsie.

SYMPTOMATOLOGIE.

Les symptômes que nous allons décrire peuvent, pour plus de facilité, subir la division suivante : Les uns, localisés dans le tube digestif, sont les symtômes locaux ; Beau les appelait primitifs. parce que, dit-il, ils se montrent généralement les premiers. Les autres sont des manifestations éloignées de l'affection ; ils résultent de l'action exercée par l'estomac sur tout l'organisme. A l'exemple de Beau, nous diviserons ces symptômes généraux en phénomènes sympathiques ou névropathiques et en lésions de nutrition. Les premiers sont des phénomènes nerveux variés, dérivant de l'action exercée par l'estomac sur tous les autres organes par irradiation nerveuse. Les lésions de nutrition, symptômes hémopathiques de Beau, sont caractérisées par les altérations que subit le sang dans cette affection et par les troubles qui en résultent. Beau admettait un troisième ordre de symptômes : les symptômes ternaires, renfermant toutes les lésions organiques, cancer, tuberculose, etc., développées, selon lui, sous l'influence de l'état dyspeptique. C'est là précisément où touchait l'exagération de Beau, et nous l'avons comprise comme tout le monde en lisant son remarquable ouvrage; cependant, qu'il nous soit permis de le dire en passant, nous n'avons pu nous défendre un moment d'un certain attrait pour cette théorie, en nous rappelant et en lui comparant les lésions organiques, cancer ou autres, qu'on observe chez les fumeurs.

SYMPTOMES LOCAUX.

Le tabac ôte l'appétit; c'est un fait connu de tous : les grands fumeurs sont petits mangeurs. Cette anorexie produite par le tabac a été de tout temps exploitée par les Indiens pour suppléer aux provisions dans leurs longues courses. Willis conseillait l'usage du tabac dans les armées comme pouvant suppléer à la disette des vivres.

Van Helmont constate aussi avec beaucoup de justesse que le tabac apaise la faim, non en la satisfaisant, mais en détruisant cette sensation et en diminuant l'activité des autres fonctions.

Nous avons eu plus d'une fois l'occasion de voir des malheureux qui, n'ayant rien mangé depuis vingt-quatre heures et placés dans l'alternative de choisir entre du pain et du tabac, donnaient la préférence à ce dernier. Nous ne croyons pas nous avancer beaucoup en affirmant que, pendant la dernière guerre, un grand nombre ont cherché dans le tabac le moyen de calmer leur faim.

L'anorexie causée par le tabac, dit dans sa thèse le docteur Erhardt, est le fait le plus flagrant et le moins contesté; il nous est quelquefois arrivé, dans un but d'expérimentation, de rester une journée entière sans fumer, et d'arriver à l'heure du dîner avec un sentiment de faim très-vif; toutes les fois qu'à ce moment nous avons fumé, ne fût-ce que quelques bouffées de tabac, nous avons sur le coup perdu l'appétit. — Il n'est pas un fumeur qui ne reconnaisse l'exactitude de cette expérience pour l'avoir renouvelée maintes fois sur lui-même. C'est surtout quand on fume le matin à jeun que le tabac produit l'anorexie, ou bien quand la veille on s'est couché après avoir beaucoup fumé. Il en est chez lesquels le tabac produit un sentiment de réplétion si grand, qu'ils sont obligés de fumer avant leur repas pour stimuler, au contraire, leur appétit; mais ce fait est rare, et on n'observe non plus guère chez les fumeurs la boulimie et le pica ou malacia.

Le fumeur a recours à toutes espèces d'aliments excitants pour réveiller son appétit et sa sensibilité éteinte; les plus forts, les plus épicés, sont ceux qu'il préfère, et on le voit repousser les aliments dont le goût n'est pas suffisamment âcre, le sucre et les fruits. A côté de cela on en peut rencontrer parfois chez qui l'appétit est constamment bon, ce qui peut induire le médecin en erreur et l'empêcher de reconnaître la véritable nature de la maladie. et surtout quand ses manifestations sont peu intenses, névropathiques.

La soif chez les fumeurs est généralement augmentée ; c'est en desséchant la bouche et la gorge que le tabac provoque cet impérieux besoin. Que de fois nous est-il arrivé après avoir beaucoup fumé dans la journée de nous réveiller la nuit avec un sentiment de chaleur et de sécheresse à la gorge tel que nous nous précipitions sur notre carafe pour boire à longs traits et apaiser cette soif ardente. Il est des fumeurs dyspeptiques qui ont sans cesse la bouche sèche et pâteuse, et souvent l'ingestion répétée des liquides ne fait qu'augmenter cette sensation de sécheresse : c'est ce qu'on observe dans la forme de dyspepsie appelée par Chomel dyspepsie des liquides. Ils préfèrent d'ordinaire les boissons froides ; les uns détestent les boissons sucrées et n'aiment que les boissons amères, d'autres préfèrent les boissons acidules.

La sécheresse de la bouche est un fait à peu près constant, comme nous venons de le dire, et elle s'accompagne de sécheresse de la gorge et de l'œsophage s'étendant jusqu'au cardia, quelquefois avec une sorte de douleur et de constriction derrière le sternum, comme nous l'avons éprouvé nous-même.

La bouche du fumeur est comme empâtée ; si l'on examine cette bouche, on voit que les muqueuses ont subi une sorte de transformation, elles ne présentent pas cette coloration rosée qui leur est propre ; elles sont bleuâtres et plus pâles. Les lèvres sont plus ou moins tuméfiées. La langue est ratatinée ; ses bords sont rouges ; sa face supérieure est recouverte d'un enduit sale, noirâtre chez ceux qui fument la pipe ou le cigare, blanc-jaunâtre chez les fumeurs de cigarettes. Cet enduit est une couche épaisse d'épithélium, parfois étendu par plaques saburrales qui s'enlèvent par écailles (Parent) ; au-dessous de cette couche la langue présente un aspect inflammatoire assez caractéristique. Les gencives, les amygdales, les piliers du voile du palais, sont recouverts de ce même enduit.

Nous avons vu qu'il y a hypersécrétion de salive chez les fumeurs ; les uns l'avalent, les autres la rejettent ; cet écoulement de salive peut avoir lieu pendant le sommeil. Chez quelques-uns, dit M. Jolly, l'on observe deux rides plus ou moins profondes partant des commissures des lèvres et recevant comme deux petits chenaux tous les fluides salivaires qui découlent sur le menton.

L'haleine est ici caractéristique, elle trahit le fumeur ; elle ne ressemble à aucune autre, et il suffit de l'avoir sentie une fois pour ne jamais s'y tromper.

En outre, d'après le Dr Richardson (*Annuaire de thérapeutique de Bouchardat*, 1862), elle est toujours plus ou moins ammoniacale.

Les dents des fumeurs sont jaunes, fuligineuses ; leur émail s'altère à la longue, elles se découronnent et elles ne conservent plus que leur substance osseuse dont la carie achève tôt ou tard la destruction, chez ceux, du moins, qui font un excessif usage de la pipe ou du cigare. C'est ce qui faisait dire à un habile dentiste, Toirac, qui, pourtant, ne s'en privait pas, que le seul abus du tabac pouvait suffire à défrayer son art (Jolly).

Après l'ingestion des aliments, les malades ont une sensation plus ou moins incommode de malaise, de la pesanteur, pour laquelle certains disent, il faut y prendre garde, que leur digestion ne se fait qu'à condition d'avoir recours au tabac. Parfois, ils sentent des bouffées de chaleur leur monter à la face, les extrémités se refroidissent; c'est un phénomène passager dont il faut tenir également compte.

Les douleurs qui ont lieu après les repas, pour n'être pas permanentes, n'en sont pas moins fréquentes; elles se révèlent communément par une sensation de brûlure très-limitée dans la région épigastrique. Cette gastralgie, plus ou moins intense, se montre surtout à jeun, chez ceux qui avalent la fumée et la salive. M. Guérard (*Annales d'hygiène*, 1847) cite le fait d'un de ses parents qui, habitué depuis longtemps à l'usage du tabac sous forme de cigarettes, avait coutume d'avaler la salive et la fumée, qu'il rejetait quelques minutes après; or, il était sujet à une gastralgie violente qui se montrait vers la fin de la nuit et qui coïncidait constamment avec un abus de tabac pendant la journée précédente.

Mais l'ingestion de la salive et de la fumée n'est pas la seule cause de ces douleurs. M. S..., n'avale ni l'une ni l'autre en fumant les cigares forts qu'il préfère; toutes les fois qu'il fume plus de coutume, il a une anorexie complète avec gastralgie, heureux encore s'il échappe à la migraine qui vient quelquefois l'assaillir.

Ces douleurs, qui sont assez légères, peuvent, dans certains cas, revêtir la forme de crampes d'estomac, surtout le matin à jeun ; elles sont peut-être dues alors à la trop grande acidité du suc gastrique, qui ne trouve rien sur quoi exercer son action, car elles se calment d'habitude quand les malades prennent des aliments.

La nausée, symptôme encore assez fréquent, peut exister seule ou être suivie de vomissements ; ceux-ci se produisent, en général, plusieurs heures après les repas, ou même à jeun. On est assez disposé à rapporter à des habitudes alcooliques seules ces vomissements de matières filantes, bilieuses, jaunâtres ou incolores, qui se montrent au lever. Il nous semble que le tabac, autant que l'alcool, peut amener ces vomissements, car nous connaissons des fumeurs qui y sont sujets en dehors de toute excitation alcoolique et sous l'influence seule d'excès de tabac.

Ces mucosités, connues sous le nom vulgaire de pituite, peuvent être rejetées comme par régurgitation ; on a souvent, dans ce cas, la sensation d'un liquide brûlant qui remonte de l'estomac à la bouche : c'est le fer chaud, la pyrosis des anciens. La régurgitation peut porter également sur les matières alimentaires ; les aliments qui remontent ainsi, sont en partie transformés en chyme et produisent en passant la sensation d'aigreur dans l'arrière bouche. On peut observer également l'expulsion, par les voies supérieures, de gaz qui distendent l'estomac outre mesure, et les malades ont alors des éructations qui les débarrassent de cette quantité surabondante de gaz, dite flatulence. Ces éructations sont rarement douloureuses ; les gaz expulsés sont tantôt inodores, tantôt exhalant une mauvaise odeur, l'odeur âcre de tabac ; d'autres fois, nidoreux et infects et incommodant beaucoup les malades. Cette abondance de gaz détermine presque toujours du ballonnement du ventre, des borborygmes et des symptômes nerveux, tels que dyspnée et palpitations.

Chez les fumeurs qui ingèrent une grande quantité de liquides, on observe un bruit de flot, de clapotement, analogue au bruit de succussion hippocratique, qu'ils produisent eux-mêmes et qu'ils entendent distinctement quant ils se remuent.

L'intestin a, dans la dyspepsie, sa part des troubles de l'estomac. Un fait des plus constants chez les fumeurs, c'est qu'ils éprouvent des alternatives de constipation et de diarrhée, parfois même de diarrhée incoercible. Après un excès de tabac, ils sont pris de borborygmes, de coliques plus ou moins intenses avec ex pulsion par l'anus de gaz fétides; puis surviennent une ou deux selles demi-liquides, mal liées, noirâtres ou quelquefois verdâtres, et d'une fétidité repoussante ; cette odeur a quelque chose de caractérisque et elle est aussi une de celles qu'il est difficile de ne pas reconnaître quand on l'a sentie une fois. Les coliques sont dans quelques cas accompagnées de sueurs froides et de défaillances. Chaque fois que cette sorte d'accès se renouvelle, le malade en sort complètement courbaturé.

SYMPTÔMES GÉNÉRAUX.

Manifestations éloignées de la dyspepsie, ces symptômes n'en sont pas moins importants à connaître que les précédents. Chomel y insiste tout particulièrement: les phénomènes généraux et les troubles sympathiques offrent un intérêt d'autant plus grand que, dans biens des cas, ils sont incommodes, plus prononcés que les symptômes locaux, et que les malades, en exposant leurs souffrances, ne parlent que de ces troubles généraux et se taisent entièrement sur les souffrances gastriques et intestinales. Il est certain que l'influence de la digestion sur les autres fonctions est très-grande, sans pour cela l'étendre aussi loin que l'a fait Beau. Bien des dyspepsies à prédominances névropathiques doivent être ainsi souvent méconnues. Pour notre part, nous croyons que la dyspepsie des fumeurs n'échappe pas à cette remarque; avant de produire l'angine de poitrine, l'impuissance, l'amaurose, la paralysie générale, etc., le tabac détermine des phénomènes généraux qui nous semblent dépendre de l'état dyspeptique, parce qu'ils se passent dans la sphère des nerfs pneumogastrique. C'est pourquoi nous les décrivons sous la forme de symptômes névropathiques d'une part, hémopathiques de l'autre.

SYMPTÔMES NÉVROPATHIQUES.

La dyspnée est commune chez les fumeurs, et sauf les cas où il y a distension de l'estomac par des gaz avec soulèvement du draphragme, c'est une simple sensation d'oppression en général ; il en est pourtant chez lesquels cette dyspnée acquiert les proportions d'une très-grande gêne, surtout la nuit. Un fait qui nous a frappé en lisant Beau, c'est qu'il localise cette dyspnée gastrique dans le nerf vague dont elle serait une névralgie ascendante, caractérisée par trois points, l'un à la région épigastrique, le deuxième en arrière de la partie moyenne du sternum, et le troisième au larynx; c'est ainsi qu'on observe à des niveaux différents l'anxiété épigastrique, la dyspnée et la sensation de strangulation. Ces trois symptômes, on peut les retrouver chez les fumeurs, et justement parce que Beau les rapporte à une névralgie du nerf vague, nerf que nous savons subir tout particulièrement l'influence du tabac, nous ne pouvons nous empêcher une fois de plus de trouver combien est séduisante cette interprétation toute théorique.

L'affaiblissement et la raucité de la voix, qu'on rencontre chez beaucoup de fumeurs, pourraient être mis aussi sur le compte du nerf vague.

Le bâillement est un phénomène assez commun; le hoquet est plus rare.

Quant aux palpitations, voilà un accident bien fréquent chez les grands fumeurs; c'est pour eux le sujet d'une vive inquiétude; ils se croient atteints d'une affection réellement bien plus grave, quoique celle-ci soit déjà assez gênante par elle-même.

D'après Laycock, les battements du cœur sont faibles et irréguliers; les malades accusent au niveau du sein gauche un malaise particulier, une sensation de gêne qui touche à la défaillance, et celle-ci se produit quelquefois. L'examen physique du cœur, pas plus que celui du poumon dans la dyspnée, ne révèle la moindre trace de lésion organique.

Après les palpitations, Beau décrit une névralgie cardiaque et une névralgie intercostale; mais nous croyons que ce sont là des symptômes de l'angine de poitrine.

Le fumeur est sujet à la somnolence ; sans s'endormir, il est souvent plongé dans un état comateux pendant lequel ses facultés intellectuelles semblent anéanties, quoique cependant il ait encore conscience de son état. Quant au sommeil même, il est souvent agité de rêvasseries, troublé par des cauchemars. L'insomnie peut être complète. C'est le tabac qui déjà les empêche de dormir, et cependant il en est qui fument pour appeler le sommeil.

La céphalagie, symptôme des plus communs, peut se montrer avec tous les degrés d'intensité, depuis la plus simple pesanteur jusqu'a la migraine la plus violente ; elle est généralement sus-orbitraire.

Le vertige, *vertigo a stomacho læso* de Trousseau, se rencontre assez souvent chez les fumeurs ; le malade de Siébert avait des vertiges ; le malade de Sichel, dont la longue observation est rapportée dans la thèse du Dr Lepervanche, présentait si manifestement le vertige que, dans la rue, il était souvent obligé de s'appuyer contre les maisons pour ne pas tomber ; c'était un fumeur passionné du cigare, et nous pouvons ajouter que, dès qu'il en fit le sacrifice, les vertiges cessèrent en même temps que tous les autres symptômes.

La sensibilité est plutôt diminuée qu'augmentée chez les fumeurs. Le pouvoir moteur est diminué ; il y a affaiblissement des forces musculaires, parfois avec irradiations douloureuses qui peuvent simuler des névralgies ou des rhumatismes, comme nous le verrons dans l'observation de M. N..., citée plus loin.

Le tabac émousse le sens du goût, affaiblit la vue, plus rarement l'ouïe, et l'organe de la parole qui devient elle-même embarrassée.

Quant aux sécrétions, nous avons vu à quel point sont modifiées celles des voies digestives ; c'est par le même mécanisme que le tabac augmente la sécrétion urinaire. Les fonctions génitales ne sont pas exemptes non plus de cette influence; beaucoup de fumeurs se plaignent de pollutions nocturnes, de faiblesse ou d'absence complète d'érection, de frigidité génitale, toutes choses qui les tourmentent au plus haut point. Une observation de Ségalas, que nous devons à M. Jolly, est bien intéressante à cet égard : un jeune homme passait une partie de sa vie dans un fumoir public où, tout en respirant un air saturé de vapeurs de tabac, il consommait plus de vingt cigares dans les vingt-quatre heures du jour. Il vit bientôt ses fonctions digestives s'altérer de jour en jour, sa mémoire et son intelligence s'affaiblir d'une manière sensible, toutes ses forces musculaires défaillir, au point de le condamner à l'impuissance anaphrodisiaque. Il avait des projets de mariage et, justement préoccupé du cas d'empêchement qu'il n'avait pas prévu, il s'adressa à Ségalas qui, pour tout traitement, lui conseilla de changer son genre de vie et ses habitudes.

On observe aussi chez les fumeurs une dépression profonde des facultés intellectuelles et morales; leur esprit est devenu paresseux, leur intelligence est moins nette, leur attention moins éveillée; ils n'ont plus de volonté, plus de caractère. La mémoire s'affaiblit également, Tissot lui-même le constate avec peine dans son *Traité de la Santé des gens de lettres.*

Tout cet ensemble de symptômes nerveux est ce que les anciens désignaient sous le nom d'hypochondrie, parce qu'ils avaient leur point de départ daus les hypochondres; c'est surtout quand ces phénomènes prédominent que le malade, ne cherchant point la cause de son mal là où elle est réellement, se croit sous le coup des maladies les plus graves; les exemples n'en sont pas rares, et le médecin doit en être bien prévenu, afin de diriger sa thérapeutique vers le seul point qu'il convient.

SYMPTÔMES HÉMOPATHIQUES

Les altérations du sang sont bien manifestes chez les fumeurs dyspeptiques et viennent compléter le tableau qu'ils nous ont offert jusqu'ici. En effet, ils ont le teint pâle, la physionomie fatiguée, ils sont amaigris. Il en est qui maigrissent jusqu'à ce qu'ils acquièrent un certain degré d'embonpoint; ce faux air de santé tiendrait, selon M. le professeur G. Sée, à une pléthore séreuse, à une infiltration de tissus par hypoalbuminose ou diminution de l'albumine du sang. D'autres fois, l'amaigrissement devient considérable, la consomption et le marasme surviennent, et il en résulte cet état que Brinton appelle phthisie gastrique, laquelle peut amener la mort, et pourtant, dans ces cas, on n'a trouvé aucune lésion à l'autopsie.

D'après Richard Morton, ce serait en desséchant les viscères que le tabac produirait ainsi le marasme. Quoi qu'il en soit, quand il s'agit de fumeurs, nous ne croyons pas qu'on puisse objecter, dans le cas particulier, que l'anémie ait précédé et engendré la dyspepsie, comme on l'a dit pour la dyspepsie essentielle en général; car sachant que le tabac porte toujours en premier lieu son action sur l'estomac, on doit admettre facilement que les plus légères altérations de l'acte digestif, capables d'entraver la digestion, aillent retentir dans le sang et déterminent l'anémie, avec son cortége plus ou moins complet de symptômes particuliers. Nous ajouterons que cette anémie peut d'ailleurs contribuer de son côté à faire éclater les symptômes nerveux que nous avons passés en revue.

INDICATIONS THÉRAPEUTIQUES; TRAITEMENT.

Les conditions de développement de la dyspepsie essentielle étant ici bien connues, il est possible de nous attacher à les faire disparaître et d'appliquer le vieil adage : *sublata causa tollitur effectus.*

Pour établir solidement ce fait, abritons-nous d'abord derrière l'autorité des illustres auteurs qui ont si magistralement traité de la dyspepsie. Pour Beau, la première indication thérapeutique de cette affection est aussi d'enlever sa cause. Nous devons dire, ajoute-t-il, que c'est là le côté faible des traitements conseillés par les médecins ; ils s'occupent d'abord de combattre la dyspepsie par tous les moyens rationnels ou spécifiques, sans se mettre en peine de rechercher et d'écarter la cause de la maladie qu'ils ont à combattre ; il est inutile d'ajouter que ce sont toujours des traitements manqués, parce que la maladie, entretenue par une cause persistante, résiste à tous les moyens thérapeutiques.

Chomel dit d'autre part : Le dyspeptique qui consulte un médecin pour savoir ce qu'il doit faire pour guérir, fonde surtout ses espérances sur les ressources de la pharmacie, et, en effet, il lui serait plus commode de vivre à sa guise et de prendre des médicaments. Il importe donc bien qu'il sache immédiatement que c'est dans la suppression de la cause, et non dans la pharmacie, qu'il trouvera la guérison qu'il demande.

Après cela que devrons-nous penser de l'observation

suivante : Un de nos amis, M. N.., négociant, nous faisait part, il y a quelque temps, de douleurs qu'il ressentait au cœur, à la tête, dans le ventre et dans l'estomac. Nous l'interrogeons, et voici quelle est en résumé, son histoire : sa maladie remonte à une quinzaine d'années environ, époque à laquelle il a commencé à fumer; il ressentit alors du malaise et des douleurs dans la région de l'estomac, qu'il crut devoir attribuer à un coup qu'il avait reçu. Pendant la guerre il fuma jusqu'à 50 grammes de tabac par jour ; après la guerre, il fut pris de douleurs qu'il qualifie de rhumatismales, il perdit l'appétit et les forces, et il eut un tel affaiblissement des organes génitaux qu'il fut obligé de renoncer à l'accomplissement de cette fonction. Il consulta alors un médecin qui lui conseilla des douches et de la gymnastique et lui fit prendre successivement du fer, du quinquina et du sulfate de strychnine, sans aucun succès.

Aujourd'hui M. N..... se plaint surtout de palpitations, de dyspnée et parfois d'étouffements, de céphalalgie, de douleurs vagues dans tous les membres. «A certains moments, nous a-t-il dit, ces douleurs m'absorbent complètement et me troublent l'ouïe au point de ne pas entendre parler à côté de moi ou d'entendre et de ne pas comprendre.» En même temps il accuse de la sécheresse de la gorge, un sentiment de compression dans la région épigastrique, des palpitations, des alternatives de diarrhée et de constipation ; ses fonctions génitales sont toujours affaiblies. Il y a peu de temps encore, il a pris, sur les conseils de son médecin, de la digitaline, de la colchicine, et du sulfate de strychnine ; il nous a affirmé avoir pris jusqu'à 25 milligrammes de strychnine sans avoir jamais éprouvé la moindre secousse.

Nous croyons avoir affaire là à un type de fumeur dyspeptique, et si nous n'avons cité qu'à ce lieu cette observation, c'est qu'elle nous avait paru tout particulièrement intéressante au point de vue de la thérapeutique. Elle nous prouve bien de quelle inefficacité sont les médicaments tant que subsiste la cause du mal. Les médicaments proprement dits ne guérissent la dyspepsie que rarement et seulement avec le concours de l'hygiène, dit encore Chomel ; ainsi la strychnine ne doit être employée qu'avec une grande réserve, parce qu'elle appartient aux poisons les plus actifs, et à la dose de quelques centigrammes elle pourrait occasionner vite la mort. Ces dernières lignes de Chomel font surgir devant nous une nouvelle question : à quoi attribuer l'innocuité de la strychnine chez le sujet de notre observation?

C'est véritablement une bien grosse question que nous soulevons là, car c'est celle de l'antagonisme de la nicotine et de la strychnine. Nous n'avons pas la prétention de la résoudre; elle a été déjà bien discutée et cependant *adhuc sub judice lis est.*

Ce fut M. Haughton, du collége de la Trinité de Dublin qui, le premier, recommanda la nicotine dans le traitement de l'empoisonnement par la strychnine, et elle fut employée dans ce but par le docteur Byrne, de Saint-Louis Missouri. M. le docteur Gallard, dans un mémoire lu à l'Académie de médecine, en 1865, chercha à démontrer que la nicotine n'agissait là que comme vomitif et que son action physiologipue n'était pas de nature à faire disparaître les symptômes produits par la strychnine. Nous avons trouvé ensuite dans *British medical Journal* (22 juin 1872), la relation d'un cas d'empoisonnemunt par la strychnine guéri par l'administration de la nicotine. M. Blatin, discutant ce fait dans l'*Union médicale* de décembre de la même année, pense qu'il est surprenant que la nicotine, déterminant des symptômes semblables à la strychnine, puisse être l'antidote de cette première substance. Quoique la question ne soit point résolue, nous croyons qu'il était utile à cette occasion de connaître l'opinion des auteurs en la matière.

Malgré l'apparence de réalité que certains faits donnent à l'antagonisme de deux poisons si redoutables, nous suivrons le conseil de Chomel, et nous ne les emploierons que rarement et à bon escient.

Ici, nous nous attaquerons à la cause de la dyspepsie, persuadé qu'aucun médicament ne saurait suppléer à l'action de cette cause; nous n'aurons pas plus recours à la strychnine contre les troubles de la digestion qu'à la digitale contre les palpitations, qu'au fer et au quinquina contre les défaillances, les vertiges et l'anémie, qu'à l'opium contre l'insomnie; c'est à faire perdre l'habitude du tabac aux fumeurs que tendront tous nos efforts. Assurément l'usage d'un excitant auquel l'organisme est habitué depuis longtemps est devenu un besoin physiologique qu'on ne peut éteindre impunément; c'est ce qu'on sait depuis longtemps pour les alcooliques. Le médecin, après avoir persuadé au malade que tout ce qu'il ressent est dû à l'usage immodéré du tabac, s'efforcera alors d'obtenir de lui, non pas que tout d'un coup il supprime complètement cet usage, mais qu'il diminue sa consommation habituelle d'une manière notable. On lui conseille de ne pas fumer à jeun, et, quand il fume, de mettre vite de côté le cigare ou la pipe dès qu'il éprouve quelque symptôme insolite, tel que des bouffées de chaleur au visage ; nous avons entendu dire à un de nos maîtres que c'était là, pour lui, sa mesure; dès qu'elle arrive, il cesse aussitôt de fumer.

Il peut y avoir nécessité à ce que le malade en vienne à s'abstenir complètement de tabac; il faut alors agir sur l'imagination du malade et lui créer des distractions, l'envoyer par exemple faire une cure de petit lait ou de raisin, lui prescrire les voyages sur les bords de la mer, dans les villes d'eaux, etc., enfin lui procurer l'exercice, le mouvement, une vie active, tout ce qui contribuera en même temps à relever ses fonctions digestives allanguies.

A tous les fumeurs en général, on doit conseiller de préférer les tabacs qui ne renferment que peu de nicotine, ceux de Maryland ou de Virginie, et surtout ceux du Levant. Il faut avoir soin de fumer le tabac bien sec; car lorsqu'il est humide, la vapeur d'eau qui se forme dans la combustion entraîne la nicotine, tandis que, dans les tabacs secs, cette nicotine est brûlée en grande partie.

Le cigare et la pipe ne doivent être fumés qu'aux deux tiers environ parce que la nicotine s'accumule dans la dernière portion du cigare et dans ce qu'on appelle vulgairement le culot de la pipe. Selon nous, la pipe doit être préférée au cigare et à la cigarette, surtout la pipe à long tuyau, parce qu'elle peut retenir davantage les principes actifs du tabac et en atténuer les effets; il faut rejeter les pipes à court tuyau, ainsi que les pipes en terre poreuse, quand elles commencent à juter.

Les hommes de cabinet, les gens à professions sédentaires, devront, autant que possible, s'abstenir de fumer, et s'ils fument, que ce soit au grand air et modérément. Les adolescents, les gens faibles et débilités, doivent s'abstenir complètement de tabac, ainsi que les vieillards. Il nous semble plus simple de dire avec M. Bouchardat que le tabac sera seulement permis aux soldats, aux marins, à tous ceux qui vivent à l'air libre et qui ont une constitution où prédominent les systèmes vasculaire et musculaire.

A. Parent, imp. de la Faculté de Médecine, 29-31, rue M. le Prince.

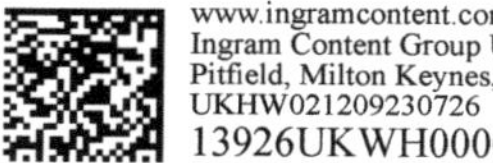

www.ingramcontent.com/pod-product-compliance
Ingram Content Group UK Ltd.
Pitfield, Milton Keynes, MK11 3LW, UK
UKHW021209230726
13926UKWH00001B/402

9 782014 071276